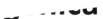

# Dieta Cetogénica

Seguir Una Dieta Cetogénica Sin Vesícula Biliar

*(Guía Definitiva De La Dieta Cetogénica)*

## Cecilia Felix

# Tabla De Contenido

# Create Un Programa Regular De Ejercicio.

Si bien los alimentos que comes te ayudarán a mantenerte en cetosis, también tendrás que hacer ejercicios regularmente. Esto es porque necesitas que tu cuerpo esté activo para que puedas quemar cualquier carbohidrato que consumas.

Si consumes más de 6 o 11 gramos de carbohidratos, haz ejercicios ligeros, como caminar o correr.

Haz ejercicio al menos 3 veces a la semana por media hora o más. Por ejemplo, aparta tiempo el lunes, el miércoles y el viernes para hacer ejercicio.

Es mejor si haces al menos algún tipo de ejercicio moderado todos los días. Correr o caminar rápido por media hora te ayudará considerablemente a mantenerte en cetosis.

El ejercicio es importante porque te ayudará a quemar los carbohidratos que consumas; por tanto, ayudará a tu cuerpo a mantenerse en cetosis.

# ¿Qué Es La Dieta Cetogénica?

Estudios recientes han demostrado que una dieta alta en proteínas y baja en carbohidratos promueve resultados superiores para la pérdida de grasa, mejoras en los parámetros de lípidos en la sangre y una mayor termogénesis en individuos con obesidad y resistencia a la insulina y puede ayudar a resolver los bloqueos metabólicos que pueden prevenir la pérdida de grasa.

La dieta cetogénica implica una reducción significativa de la ingesta de carbohidratos al tiempo que aumenta la proteína a los niveles necesarios para mantener la masa muscular con las proporciones de calorías que se aproximan al 50% de proteína, 20% de carbohidratos de bajo índice glucémico y 30% de grasas terapéuticas.

Las pautas dietéticas generales implican evitar los alimentos ricos en carbohidratos como el pan, la pasta, las papas, el arroz, etc., así como todos los carbohidratos simples como el azúcar, la miel y el jugo de frutas.

Las proteínas se incluyen en cada comida, ya que esto ayuda a reducir el apetito, regular los niveles de glucosa en sangre y preservar la masa muscular magra. Ejemplos de alimentos con proteínas son pescado, pollo, pavo, carne, huevos, queso, tofu y tempeh.

Se pueden utilizar bebidas proteicas como el aislado de proteína de suero o la proteína de soja.

La proteína de soja es especialmente beneficiosa ya que se ha demostrado que estimula la producción de hormona tiroidea, reduce los niveles de grasa y promueve la pérdida de grasa, debido a los fitoestrógenos y los ácidos grasos esenciales que contiene.

La ingesta adecuada de grasas también es esencial, ya que esto mejora la quema de grasa en el cuerpo al tiempo que reduce la síntesis de ácidos grasos en el cuerpo que promueven la pérdida de grasa. Las fuentes óptimas de grasas son el aceite de linaza, aceite de pescado, aguacate, aceite de oliva, nueces y semillas.

Para proporcionar una nutrición equilibrada, vitaminas, minerales y fibra y para promover la desintoxicación, también es esencial consumir diariamente 3-4 tazas de verduras o ensaladas bajas en carbohidratos con una porción opcional de fruta fresca al día.

Al comenzar un programa de dieta cetogénica, se pueden experimentar algunas molestias como dolores de cabeza, irritabilidad, fatiga y hambre durante los primeros 2-7 días, sin embargo, a partir de entonces es muy fácil cumplir con la dieta y en realidad reduce el apetito, los antojos de carbohidratos y aumenta la energía. niveles.

La dieta keto produce muy buenos resultados cuando se sigue de manera consistente. El éxito a largo plazo es más probable si se adopta una actitud holística que aborde la dieta, el ejercicio, los suplementos nutricionales y los factores psicológicos, así como cualquier desafío de salud específico que sea exclusivo del individuo.

Cuando se alcanza el porcentaje ideal de grasa corporal, la dieta puede ajustarse gradualmente para incluir carbohidratos más complejos, como granos enteros, vegetales con almidón y frutas, evitando en la medida de lo posible todos los demás carbohidratos simples como el azúcar, la miel y las harinas refinadas.

Simultáneamente, es esencial asegurarse de que se incluyan proteínas en cada comida.

Este tipo de enfoque dietético más relajado puede mantenerse indefinidamente junto con un programa de ejercicio regular para garantizar que el peso corporal y la composición se mantengan estables.

# Cinco Beneficios Que Necesita Saber Sobre El Sistema De Pérdida De Peso De La Dieta Cetogénica

Uno de los enfoques más populares en la pérdida de peso que está barriendo la industria es la idea de programas de pérdida de peso con la dieta keto.

Estas son dietas extremadamente bajas en carbohidratos donde el objetivo es estar en un estado de cetosis, lo que significa que el cuerpo está quemando grasa como combustible en lugar de glucosa.

Este estado se logra, en gran medida, simplemente privando al cuerpo de glucosa a través de la fuente de alimentos que está disponible a través del plan nutricional de personas que hacen dieta.

Este es un enfoque de dieta que funciona para muchas personas, y aquí hay 6 beneficios de las dietas cetogénicas que quizás no conozcas.

**1** - Estar en cetosis le permite al cuerpo procesar la grasa y usarla como combustible de una manera que ningún otro estado permite con tanta facilidad.

Los carbohidratos son mucho más fáciles de convertir y usar como combustible, por lo que cuando proporciona muchos de estos a su cuerpo, debe quemarlos y usarlos todos antes de que su cuerpo finalmente comience a convertir y usar la grasa como combustible.

Otro beneficio de estar en un estado de cetosis es que el exceso de cetonas no es dañino para su sistema de ninguna manera. Cualquier tono clave que cree que su cuerpo no necesite simplemente se excreta a través de la orina, de manera fácil e inofensiva.

De hecho, este excelente beneficio es la razón por la cual puede verificar si se encuentra en un estado de cetosis utilizando tiras de análisis de orina por la mañana.

**3** - Cuando su cuerpo se acostumbra a estar en cetosis, en realidad comenzará a preferir las cetonas a la glucosa. Este es el estado ideal en el que desea que su cuerpo esté: ya no anhela el azúcar en absoluto y, de hecho, prefiere la proteína como fuente de combustible en lugar del azúcar.

**4** - Otro beneficio de la pérdida de peso de la dieta cetogénica es que estar en un estado cetogénico es muy útil para controlar los niveles de insulina en el cuerpo.

La insulina es una de las sustancias que te hacen desear la comida, particularmente por su alto contenido de azúcar, por lo que controlarla a niveles saludables es uno de los elementos clave para perder peso.

**5** - Por último, pero no menos importante, es que la mayoría de las personas que aprovechan la pérdida de peso de la dieta keto informan que estar en un estado cetogénico les hace sentir significativamente menos hambre que cuando están en un estado no cetogénico.

Es mucho más fácil seguir una dieta, cualquier dieta, cuando no estás luchando contra los antojos y el hambre en cada paso del camino.

De hecho, los dolores de hambre a menudo pueden ser lo que hace descarrilar los mejores esfuerzos de una persona.

No tener que lidiar con ellos hace que sea más fácil cumplir sus objetivos en todos los sentidos.

Ahora que conoce todos los beneficios de la pérdida de peso de estar en un estado de cetosis, tiene sentido que al menos intente este enfoque; después de todo, ¿qué tiene que perder, excepto el peso?

Si está buscando un plan de comidas a medida personalizado, comuníquese

# Dietas Cetogénicas Y Sus Efectos Rápidos De Pérdida De Peso

# Planifícate La Comida Y Líbrate De Tu Despensa Al

En primer lugar, deberás tener una despensa 100% cetogénica,, esto es librarte de pan de molde, galletas, cereales de desayuno y cualquier otro alimento no cetogénico que pueda convertirse en una tentación.

En segundo lugar, deberías comenzar con el hábito de planificar tus comidas para la semana siguiente. Y no sólo las comidas, sino también cenas, desayunos, meriendas y snacks entre comidas.

Al planificar las compras con antelación, también evitarás caer en tentaciones al llegar a casa tarde de trabajar. En lugar de pedir una pizza o hacerte un bocadillo, puedes optar por un revuelto de huevos y gambas o un delicioso salmón al horno con frutos secos.

Una vez que te familiarices con la dieta, verás lo fácil que es ajustar las recetas a tus gustos y necesidades nutricionales.

Para facilitar la adaptación a la dieta cetogénica bebe mucha agua y evita las tentaciones de altos niveles de carbohidratos. Con un poco de planificación y preparación, puede asegurarse de que experimentará una transición sin problemas y cosechará los beneficios a largo plazo.

# Informate Si Conlleva Algún Riesgo Para Ti.

Entre los riesgos de llevar una dieta cetogénica está la posibilidad de tener trastornos metabólicos, por lo que se recomienda que no sea una dieta permanente sino transitoria.

Tampoco es recomendable para mujeres embarazadas ni en periodo de lactancia, porque el consumo energético y de nutrientes son distintos.

De igual manera se recomienda consultar con un especialista previo a iniciar una dieta cetogénica, ya sea para evitar riesgos o crear el plan nutricional adecuado.

# Si Estás Pensando En Esta Dieta Para Ganar Masa Muscular O Fuerza Descartala Ya!

La fuerza y la potencia muscular dependen en gran medida de las reservas de fosfocreatina, que no se ven influenciadas por una dieta cetogénica. Por este motivo la mayoría de estudios no observan pérdida de fuerza o potencia máxima al seguir una dieta cetogénica. No obstante, dado que una dieta cetogénica reduce los niveles de glucógeno, es razonable pensar que será menos efectiva a la hora de ganar masa muscular. Además, la dieta cetogénica reduce los niveles de insulina, una hormona con efecto anabólico muscular. En resumen, la dieta cetogénica NO es efectiva para ganar fuerza ni masa muscular de forma directa y no aporta beneficios adicionales en deportes de fuerza pero, al reducir el porcentaje de grasa y mejorar la ratio músculo/grasa, se ha usado en el mundo del culturismo durante los ciclos de definición muscular aunque no contribuya a aumentar la fuerza ni la masa.

En deportes de alta intensidad, como el *crossfit* que dependen del glucógeno, la dieta cetogénica no mejorará el rendimiento pero tampoco lo perjudicará. Incluso puede ser beneficiosa de forma indirecta al facilitar el uso de la grasa a mayor intensidad reservando el glucógeno para picos de intensidad mucho más altos, es decir, aumentando el umbral aeróbico.

# Estilo Tailandés Keto Zoodles

tiempo de preparación: 15 minutos

tiempo de cocción: 15 minutos

sirve: 4

Ingredientes

3 calabacín mediano

2 cucharadas de aceite de oliva

2 huevos, de corral

1 cucharada de salsa de soja

1 cucharada de jugo de lima

1 diente de ajo picado

pizca de hojuelas de pimiento rojo

1 cebol linzón, finamente cortado

gotas de stevia

cilantro fresco, picado

**Indicaciones :**

pelar verticalmente las rayas largas y delgadas del calabacín (dando una forma de espaguetis, también conocido como zoodle) usando un pelador de verduras. - Utilice el espiralizer si tiene uno.

tome un tazón 'x' y mezcle la salsa de soja, el jugo de lima, 6 gotas de stevia y las hojuelas de pimiento rojo. Reservar.

calentar su sartén de hierro fundido a fuego medio-alto. verter 1 cucharada de aceite. una vez que la sartén esté lo suficientemente caliente, agregue las zoodles y cocine durante 2 minutos hasta que se vuelvan tiernas.

transferir los zoodles a otro tazón 'y'.

si la sartén está acuosa, límpiela. calentar de nuevo en la llama media y verter otra cucharada de aceite de oliva.

añadir el ajo picado y saltear por un minuto.

añadir la cebolada y saltear por un minuto más.

tomar un tazón 'z' y batir los huevos con un tenedor. vierta en la sartén y cocine hasta que se solidifezen. (asegúrese de que aún estén húmedos.)

vierta la mezcla de salsa del tazón 'x' en la sartén.

ahora añadir los zoodles. cocinar por un minuto más.

decorar con cilantro picado y servir caliente!

nutrición por porción

proteína: 20g

grasa: 28g

hidratos de carbono: 7g

fibra: 4g

# Tazón De Taco De Tilapia Picante Con Aguacate

tiempo de preparación: 10 minutos

tiempo de cocción: 15 minutos

sirve: 4

Ingredientes

3 filetes de pescado de tilapia

2 cucharadas de aceite de oliva

 y media taza de queso cheddar, rallado

1 pimiento verde, en rodajas

2 cucharadas de jugo de limón

pizca de comino

1 cucharadita de polvo de cayena

 y medio aguacate, cortado en trozos pequeños

sal y pimienta al gusto

Indicaciones

mezclar los siguientes ingredientes en un tazón
pequeño 'x': pimienta de cayena, comino, sal.

frote esta mezcla a ambos lados del filete.

verter el aceite de oliva en su sartén de hierro
fundido y calentar sobre una llama media.

añadir el filete en la sartén y cocinar durante 4
minutos a cada lado.

cuando se cocine a través, transfiera el pescado
de la sartén a otro tazón 'y'. ahora los destrozó
con la ayuda de los tenedores.

añadir el pimiento en rodajas en la sartén.
saltee durante unos 2 minutos.

transferir la pimienta al tazón 'y'. añadir el
aguacate cortado en la parte superior.

espolvorear el jugo de limón y esparcir el queso
cheddar rallado.

tu tazón de taco está listo. servirlo caliente.

nutrición por porción

proteína: 27g

grasa: 35g

hidratos de carbono: 6g

# Combinación De Carne Molida De Keto Y Espinacas

tiempo de preparación: 10 minutos

tiempo de cocción: 15 minutos

sirve: 3

Ingredientes

2 cucharadas de aceite de coco

2 setas medianas de ostra, picadas

6 onzas (170gm) de carne molida

1 cucharadita de hojuelas de ají

y un cuarto de taza de aceitunas deshuesadas

2 cucharadas de mantequilla de almendra natural

5 onzas (140gm) hojas de espinaca picadas

sal y pimienta al gusto

Indicaciones

verter el aceite de coco en su sartén de hierro fundido. calentar la sartén en una llama media.

cuando el aceite esté lo suficientemente caliente, agregue los champiñones picados. remover hasta que los hongos se vuelvan dorados. (tarda unos 2 minutos)

añadir la carne molida de res, sal, pimienta, copos de chile.

freír la mezcla hasta que la carne se dore y se cocine. (tarda unos 6 minutos)

añadir las aceitunas deshuesadas, y la mantequilla de almendras y remover por un tiempo.

ahora tirar en la espinaca picada. agitar hasta que esté bien marchitado y uniformemente distribuido. (tarda unos 2 minutos)

su combo de carne de res y espinacas ya está listo. servir de inmediato.

nutrición por porción

proteína: 26g

grasa: 37g

hidratos de carbono: 6g

# Hamburguesa Con Estroganoff De Coliflor

tiempo de preparación: 10 minutos

tiempo de cocción: 15 minutos

sirve: 6

Ingredientes

1 cucharada de aceite de oliva

1 libra de carne molida

1 libra de coliflor en rodajas

1 cebolla en rodajas

3 a 4 champiñones en rodajas

y media taza de vino tinto seco

y un cuarto de taza de crema pesada

y media taza de crema agria

y un cuarto de taza de queso mozzarella

cilantro fresco, picado

pizca de ajo en polvo

sal y pimienta al gusto


Indicaciones

tomar una cacerola, verter 2 tazas de agua y hervirla. añadir 1 cucharadita de sal una pizca de ajo en polvo.

añadir la coliflor y hervir a fuego lento hasta que las rodajas se vuelvan suaves y tiernas.

apagar el fuego, drenar y reservar.

ahora saca tu sartén de hierro fundido. calentarlo en una llama mediana y verter en el aceite de oliva.

añadir la carne molida y la cebolla. cocinar a fondo.

añadir los champiñones y remover hasta que estén tiernos. (tarda unos 2 minutos) drenar el exceso de grasa de la carne. toallas absorbentes se pueden utilizar para eliminar la grasa.

añadir las flores de coliflor, el vino tinto seco y la crema pesada y hervir a fuego lento durante 2 minutos más.

cuando haya terminado, vierta la crema agria y el queso mozzarella y revuelva en un calor suave.

decorar con cilantro y servir inmediatamente.


nutrición por porción

proteína: 29g

grasa: 40g

hidratos de carbono: 6g

fibra: 4g

# Carne De Res Y Al Curry Frito

tiempo de preparación: 10 minutos

tiempo de cocción: 15 minutos

sirve: 4

Ingredientes

1 libra de carne molida, magra, dorada y escurrida

3 cucharadas de aceite de coco

1 cucharada de curry en polvo (echa un vistazo al carbohidrato)

1 cucharada de caldo de ternera

gotas de stevia (7 a 8 gotas)

1 pimiento verde, en rodajas

1 pimiento rojo, en rodajas (opcional)

y repollo de media libra, desmenuzado

1 taza de agua

sal y pimienta al gusto


Indicaciones

verter el aceite de coco en la sartén de hierro fundido y calentarlo sobre una llama media.

cuando esté caliente, agregue el pimiento verde y rojo. saltee durante 3 minutos.

añadir el repollo rallado. remover hasta que todas las verduras se vuelvan suaves y tiernas.

añadir el curry en polvo y remover más.

tomar una taza de medición y combinar el agua, el caldo de ternera y las gotas de stevia. mezclar bien y añadir a las verduras. remover bien.

ahora agregue la carne molida dorada. revuelva continuamente y cocine durante 7 minutos más.

nutrición por porción

proteína: 24g

grasa: 38g

hidratos de carbono: 7,5 g

# Un Tocino Y Huevos De Sartén

tiempo de preparación: 10 minutos

tiempo de cocción: 25 minutos

sirve: 4

Ingredientes

2 cucharadas de mantequilla

6 rebanadas de tocino

y media taza de brócoli, picado

1 tallo de apio picado

1 cebolla, finamente picada

4 huevos orgánicos

y media taza de queso cheddar, rallado

## Indicaciones

cortar el tocino en tiras pequeñas (dependiendo del tamaño de su sartén).

añadir la mantequilla en su sartén. derretirlo a fuego medio.

añadir rodajas de tocino y verduras. freír la mezcla hasta que el tocino se dore y las verduras se caramelicen. (tarda unos 15 minutos) - revuelva a menudo.

 cuando termine, extienda esta mezcla sobre la sartén uniformemente. ahora marque 4 secciones diferentes en la parte superior.

romper un huevo sobre cada 4 de la sección marcada. cubrir la sartén con una tapa y dejar que los huevos se cocinen.

esparcir el queso rallado en la parte superior, y cocinar un poco más hasta que el queso se derrite.

servir de inmediato!

nutrición por porción

proteína: 32g

grasa: 44g

hidratos de carbono: 6g

# Brotes De Bambú Con Carne De Res Saltada

tiempo de preparación: 15 minutos

tiempo de cocción: 15 minutos

sirve: 4

Ingredientes

1 cucharada de aceite de coco

1 cucharada de aceite de sésamo

2 dientes de ajo picados

1 libra de filete de ternera de solomillo, cortado en rodajas finas

y un cuarto de taza de salsa de soja

1 cebolla en rodajas

1 pimiento verde, en rodajas

1 cucharadita de hojuelas de pimienta

5 oz de brotes de bambú

Indicaciones

en un tazón, mezcle el aceite de sésamo y la salsa de soja. añadir la carne de res en rodajas y marinar. Reservar.

ponga su sartén de hierro fundido a fuego alto. añadir el aceite de coco y luego añadir la carne marinada.

saltear la carne hasta que se dore.

cuando haya terminado, retírelo de la sartén y transfiera a un tazón.

añadir más aceite en la sartén (si es necesario) y añadir el ajo picado y la cebolla.

saltear hasta que quede fragante.

añadir los pimientos en rodajas, brotes de bambú y hojuelas de pimienta. freír durante unos dos minutos.

retransferir la carne de res del tazón a la sartén y freír todo de nuevo durante unos dos minutos.

su comida ya está lista. apagar el calor y servir caliente!

nutrición por porción

proteína: 22gm

grasa: 38g

hidratos de carbono: 7gm

fibra: 3gm

# Keto Carbonara – Repollo Y Cebolla

tiempo de preparación: 10 minutos

tiempo de cocción: 7 minutos

sirve: 1 a 2

Ingredientes

1 taza de repollo rallado

3 rebanadas de tocino cortado en cubos

 y media cucharadita de ajo en polvo

1 cucharada de queso parmesano rallado

2 cucharadas de crema pesada

1 huevo grande y orgánico

pizca de pimienta negra molida

sal y pimienta al gusto

## Indicaciones

cocine el tocino cortado en cubos en su sartén de hierro fundido y renderice el exceso de grasa.

transferir el tocino a un tazón.

ahora agregue el repollo rallado sobre la grasa de tocino presente en la sartén. (en caso de exceso de grasa, vierta un poco)

saltee el repollo durante unos 5 minutos sobre una llama mediana hasta que se vuelvan tiernos.

añadir el ajo en polvo, sal, pimienta y verter la crema en la sartén.

ahora cocine a fuego lento durante unos 3 minutos hasta que la crema se espese.

mientras la mezcla está hirviendo, batir el huevo con aproximadamente 1 cucharadita de crema pesada.

cuando se cocine a fuego lento, apague el fuego y agregue rápidamente la yema batida, los dados de tocino cocidos y el parmesano rallado. Revolver.

cubra con el queso restante y la pimienta negra molida.

decorar con perejil picado. (opcional)

servir caliente!

nutrición por porción

proteína: 30gm

grasa: 40gm

hidratos de carbono: 6,7gm

# Una Pizza De Salchicha Sartén

tiempo de preparación: 20 minutos

tiempo de cocción: 40 minutos

sirve: 4 a 6


Ingredientes

para la preparación de la corteza:

2 cucharaditas de aceite de oliva

2 tazas de harina de almendras

1 cucharada de mantequilla

2 cucharadas de harina de coco

pizca de ajo en polvo

1 cucharadita de polvo de hornear

 y media cucharadita de goma xantana

2 huevos de corral, batidos

pizca de sal


para la preparación del llenado:

1 libra de salchicha italiana

1.5 tazas de queso mozzarella, rallado

y media taza de parmesano, rallado

1 taza de salsa marinara

2 cucharaditas de condimento italiano

1 cucharadita de orégano seco

Indicaciones

dirección para preparar la corteza:

precalentar el horno a 300 grados fahrenheit.

engrasar su sartén de hierro fundido a prueba de horno con aceite de oliva.

tomar un tazón y añadir la mantequilla, harina de almendras, harina de coco, polvo de hornear, polvo de ajo, pistola xantana y una pizca de sal. látigo bien.

romper los huevos y añadir en el tazón. batir continuamente hasta que se forme una masa pegajosa.

tomar una hoja grande de papel pergamino.
colocar la masa en él y dar palmaditas en el
círculo áspero.

tomar otra hoja de pergamino y colocar en la
parte superior de la masa en círculo.

ahora desplegar la masa en un círculo grande
(alrededor de 12 pulgadas de diámetro) y un
cuarto de pulgada de espesor.

pelar la hoja superior del pergamino.

gire la corteza boca abajo (lentamente) y
despegue la hoja de pergamino restante.

colocar cuidadosamente la corteza en la sartén.
(asegúrese de que el borde de la corteza esté
por debajo del del borde de la sartén.)

# Hornear La Corteza Durante

dirección para preparar el llenado:

poner el horno a 400 grados fahrenheit.

tomar otra sartén de hierro fundido. calentarlo sobre una llama media.

añadir la salchicha italiana. usando dos tenedores, romper el bulto. marrón hasta que se cocine por todas partes.

extender alrededor de 1 taza del queso mozzarella rallado uniformemente sobre el fondo de la corteza. asegúrese de que la corteza la cubra por completo.

añadir la salchicha cocida en la parte superior de la corteza.

vierta la salsa marinara sobre salchicha.

espolvorear el condimento italiano y el orégano seco en la parte superior.

superior con el resto de mozzarella rallada y el queso parmesano.

usando una hoja de papel de aluminio, cubra los bordes de la corteza.

hornear hasta que el queso se vuelva burbujeante. (tarda unos 25 minutos)

tu pizza ya está lista. enfriarlo durante un par de minutos y servir!

nutrición por porción

proteína: 27g

grasa: 45g

hidratos de carbono: 9g

fibra: 4g puñado de perejil, recién picado

Indicaciones

calentar la sartén de hierro fundido a fuego medio y verter el aceite de oliva.

añadir la cebolada picada y saltear hasta que quede fragante.

añadir el pimiento en rodajas y saltear durante 5 minutos hasta que se ablanden.

cuando termine, agregue los tomates enlatados y la pasta de tomate en la sartén. añadir sal, pimienta y chile en polvo.

remover la mezcla hasta que se mezcle bien y cocine hasta que cocine a fuego lento.

romper los huevos sobre esta mezcla y verter uniformemente en la parte superior. (4 huevos en 4 bordes exteriores)

cubrir la sartén con una tapa. dejar cocer a fuego lento durante 15 minutos más o hasta que los huevos estén completamente cocidos.

cuando termine, decore con el perejil recién picado.

nutrición por porción

proteína: 24g

grasa: 33g

hidratos de carbono: 8g

fibra: 4g

# Feta Y Pollo Relleno De Espinacas Con Tocino

tiempo de preparación: 15 minutos

Ingredientes

1 cucharadita de aceite de oliva

5 pechugas de pollo, deshuesadas, sin piel

5 rebanadas de tocino

1 taza de queso feta, desmenuzado

1 taza de espinacas picadas

y media taza de mayonesa

2 cebolletas picadas

y media cucharadita de pimienta negra molida

sal y pimienta, al gusto

Indicaciones

precalentar el horno a 350 grados fahrenheit.

cuidadosamente cortar un bolsillo en un lado de cada pechuga de pollo; no cortes todo el camino.

combinar el queso feta, espinacas picadas, mayonesa, sal de cebollino y pimienta en un tazón mediano. mezclar bien.

cuando termine, rellena cada pechuga de pollo con la mezcla de espinacas y fetas.

envolver cada una de las pechugas de pollo rellenas con una rebanada de tocino. utilizar palillos de dientes para envolver y asegurar.

en su sartén de hierro fundido a prueba de horno, vierta y engrase la superficie con el aceite de oliva.

colocar cada pecho relleno en la sartén. asegúrese de que el lado del bolsillo esté hacia arriba.

hornear durante una hora o hasta que el tocino se ponga agradable y crujiente.

nutrición por porción

proteína: 32g

grasa: 47g

hidratos de carbono: 6g

fibra: 3g

# Pavo Y Sartén Vegetariana

tiempo de preparación: 10 minutos

tiempo de cocción: 25 minutos

sirve: 4 cucharada de agua

sal, al gusto


Indicaciones

en un tazón mediano, mezcle todos los ingredientes. mezclar bien hasta que se forme la masa ligera.

calentar la sartén de hierro fundido en entornos medios y verter en el aceite de coco.

verter en la masa de lino y esparcir la mezcla uniformemente a través de la sartén.

a fuego medio, cocine durante unos 4 minutos o hasta que la masa se dore.

su envoltura de lino ya está listo.

utilizar tocino frito, champiñones y repollo como rellenos.

servir caliente.


nutrición por porción

proteína: 15g

grasa: 19g

hidratos de carbono: 6g

fibra: 2g


# Keto Marrón Mantequilla Salmón

tiempo de preparación: 10 minutos

tiempo de cocción: 20 minutos

sirve: 4

Ingredientes

2 cucharadas de aceite de coco

4 filetes de salmón, con piel

y media taza de mantequilla, sin sal

2 cucharaditas de orégano fresco

3 cucharadas de jugo de lima

y un cuarto de cucharadita de pimienta negra molida

sal celta del mar y pimienta al gusto


Indicaciones

lavar los filetes de salmón y secar completamente sobre una toalla de papel.

sazonar los filetes con la sal marina.

calentar su sartén de hierro fundido a fuego medio. verter en el aceite de coco.

cuando estés bien y caliente, coloca los filetes de salmón en la sartén. cocine hasta que un lado esté dorado. (tarda unos 5 minutos)

cuando termine, voltee el salmón y cocine el otro lado durante 5 minutos más, hasta que estén dorados.

retire suavemente los filetes de la sartén. pelar cuidadosamente la piel de salmón y freírla en la sartén hasta que quede crujiente. (añadir más aceite si es necesario)

para la preparación de la salsa de mantequilla marrón:

calienta la media taza de mantequilla orgánica en tu cacerola a fuego alto hasta que veas manchas marrones. luego retirar del fuego.

mezclar el orégano, el jugo de lima, la sal y la pimienta.

verter la mantequilla marrón derretida en ella y mezclar hasta que la mezcla se emulsione.

su salsa de mantequilla marrón ya está lista. servir con el filete de salmón y la piel crujiente.

nutrición por porción

proteína: 25g

grasa: 37g

hidratos de carbono: 4g

fibra: 2g

# Keto Kielbasa Con Repollo

tiempo de preparación: 15 minutos

tiempo de cocción: 15 minutos

sirve: 4

Ingredientes

2 libras de salchicha de pulido (kielbasa), cortar verticalmente la mitad y luego cortar horizontalmente en trozos de 2"

1 cucharada de mantequilla derretida

1 taza de repollo, finamente rallado

2 cebolletas picadas

y media cucharadita de stevia en polvo

y media cucharadita de sal

y un cuarto de cucharadita de pimienta negra molida

2 cucharaditas de vinagre de vino tinto

## Indicaciones

calentar la sartén de hierro fundido a fuego medio y verter la mantequilla derretida.

añadir los cortes de kielbasa y cocinar durante unos 5 minutos, revolviendo ocasionalmente.

cuando esté cocido, retírelo de la sartén.

añadir el repollo rallado, la cebolada picada, la stevia, la sal y la pimienta en la sartén y cocinar sobre la grasa de kielbasa procesada durante unos 10 minutos bajo ajustes de calor medio.

añadir el vinagre en la mezcla. añadir la salchicha de nuevo a la sartén y cocinar durante un par de minutos más.

su kielbasa ya está listo. servirlo caliente.

nutrición por porción

proteína: 26g

grasa: 41g

hidratos de carbono: 7g

fibra: 3g

# Parte 2

# Alimentos A Evitar Al Usar Una Dieta Cetogénica Para Bajar De Peso

Es importante conocer los tipos de alimentos que debe evitar para permanecer en un estado óptimo de cetosis. La esencia de reducir los carbohidratos en una dieta cetogénica es simplemente inducir el estado de cetosis.

Por lo tanto, las proteínas y las grasas están reguladas como una forma de evitar que el cuerpo se adapte a estas modificaciones en la dieta.

La dieta cetogénica por naturaleza fomenta el consumo de grasas saludables. Esto sirve como la energía principal para el cuerpo durante el estado de cetosis.

La mayoría de las dietas cetogénicas consumen aproximadamente del 65 al 85% de la ingesta diaria de calorías de las grasas. Sin embargo, este valor depende del propósito previsto de la dieta. En el tratamiento de la epilepsia, el 95% de la ingesta diaria de calorías proviene exclusivamente de las grasas.

# Ayunar? Puedes Empezar Un Ayuno En Grasas...

Empieza un ayuno de grasas. Un ayuno de grasas es cuando solo comes una cantidad pequeña de calorías altas en grasas en un día determinado. Finalmente, reducirás la ingesta calórica, pero mantendrás una dieta alta en grasas, lo cual promoverá la cetosis y forzará a tu cuerpo a descomponer las grasas almacenadas para satisfacer tus necesidades de energía.

Considera la posibilidad de comer alrededor de 999 calorías al día, de las cuales el 95 % deben provenir de las grasas. Un ejemplo sería comer varios cortes de carne de res en un día junto con judías verdes, espinaca y brócoli.

El número total de calorías puede variar tomando como base tu edad, tu género y tu peso.

# Hacer Ejercicio Aeróbico Con Una Dieta Cetogénica

Muchos prefieren hacer un ejercicio que se realiza con una combinación de movimientos corporales; al igual que el ejercicio aeróbico con la dieta cetogénica cíclica. No es realmente una forma fácil de hacerlo porque requiere mucha energía para realizarlo.

Este tipo de ejercicio no es aconsejable para aquellos que siguen una dieta restringida en calorías, especialmente cuando su energía también se ve afectada.

Al hacer un ejercicio aeróbico, debe tener suficiente energía para realizarlo, pero ¿cómo podrá hacerlo si solo está comiendo una cantidad limitada de alimentos? Una vez que un individuo está a dieta, solo puede realizar actividades limitadas.

Incluso puede hacer que se cansen fácilmente y se debiliten. Esto no sucede cuando estás en una dieta cetogénica.

No significa que cuando ya estás a dieta también te vuelvas saludable. En realidad, es el más afectado en su vida porque no está comiendo suficientes alimentos para darle a su cuerpo los nutrientes que necesita. Puede adelgazar, pero su salud correrá un gran peligro.

Lo único que puede hacer es invertir en suplementos dietéticos que, además de perder peso, también le proporcionarán a su cuerpo los nutrientes que necesita. Hay muchos productos que prometen este tipo de beneficios, pero la mayoría no le da a su cuerpo la cantidad adecuada de energía para realizar tareas intensas.

Con la dieta cetogénica no solo logrará el cuerpo perfecto que desea tener, sino que también adquirirá una gran cantidad de energía que puede usar para hacer otro trabajo o el ejercicio aeróbico.

El ejercicio aeróbico con una dieta cetogénica es la combinación perfecta que puede encontrar, ya que la mayoría de nosotros queremos tener un cuerpo físicamente en forma y saludable. Con estos dos factores, puede lograr el cuerpo que desea y aún tener suficiente energía para hacer algo de ejercicio.

La dieta siempre será inútil si no haces un ejercicio. Imagínese perdiendo peso pero sin tener un cuerpo firme y en forma. Esto es lo que probablemente le sucederá si no hace ejercicio cuando está haciendo su dieta. Puede reducir el peso, pero la estructura de su cuerpo no estará en perfecto estado.

Hay cientos de empresas que promueven productos y programas eficaces para perder peso. Para comprar el correcto, debe comparar cada uno de estos y conocer su diferencia. Puede establecer factores que seguirá según lo que desee en un producto o programa dietético.

Con este proceso, sería mucho más fácil decidir qué marca comprará. Sin embargo, en caso de que no tenga idea de qué comprar, ¿por qué no elegir una dieta cetogénica? Tiene grandes beneficios para cualquiera que lo use.

Con la combinación de ejercicio aeróbico con dieta cetogénica, puede estar seguro de que no solo estará satisfecho con el resultado, sino que también estará orgulloso de ello.

# Una Sartén Muslos De Pollo Marsala

tiempo de preparación: 20 minutos

tiempo de cocción: 10 minutos

tiempo total: 20 minutos

sirve: 2


Ingredientes

1 cucharada de aceite de oliva

2 cucharadas de mantequilla derretida

1 libra de champiñones blancos, cortados en rodajas

4 muslos de pollo (piel puesta, hueso adentro)

1 cebolada picada

y media taza de vino tinto seco (sin endulzar)

y media taza de crema batida pesada

pizca de pimienta negra molida

sal y pimienta, al gusto

puñado de cilantro, finamente picado


Indicaciones

preestablecer el horno a 350 grados fahrenheit.

calentar su sartén de hierro fundido a fuego medio. dejar que se caliente por un tiempo.

mientras tanto, frote los muslos de pollo con aceite de oliva.

añadir los muslos en la sartén y dorar. (tarda unos 7 minutos)

cuando estén doradas, colóquelos en un plato.

ahora verter 1 cucharada de mantequilla derretida en la sartén. añadir las cebolletas picadas y freír durante unos 3 minutos.

añadir los champiñones en rodajas y saltear durante 5 minutos o hasta que se doren. (agitar continuamente)

71

verter el vino tinto seco. luego agregue la crema pesada y mezcle bien.

sazonar la mezcla con sal y pimienta.

añadir la cucharada restante de mantequilla y remover.

reemplazar los muslos de pollo dorados de nuevo a la sartén. mezclar bien.

ahora hornee los muslos durante unos 15 minutos o hasta que estén cocidos por todas partes.

cuando termine, decore con cilantro recién cortado.

servir caliente!

nutrición por porción

proteína: 30g

grasa: 48g

hidratos de carbono: 6 g

fibra: 3gm

# Ceto De Albahaca Crema De Pollo

tiempo de preparación: 10 minutos

tiempo de cocción: 20 minutos

sirve: 4

Ingredientes

2 cucharadas de mantequilla derretida

y un cuarto de taza de leche de almendras

y un cuarto de taza de harina de almendras

1 libra de pechuga de pollo, deshuesada, sin piel, cortada en 4 mitades

y media taza de caldo de pollo

4 a 5 pimientos cherry, finamente en rodajas

1 taza de crema pesada

y media taza de parmesano, rallado

y media taza de tomates enlatados (elija la marca con el carbohidrato más bajo)

y un cuarto de taza de albahaca fresca, picada

2 cucharadas de queso crema (sin endulzar)

sal y pimienta al gusto

Indicaciones

coloque su sartén de hierro fundido en la estufa y caliente bajo un ajuste medio.

mientras tanto, tome dos cuencos pequeños. vierta la leche de almendras en un tazón y la harina de almendras en otro.

mojar el pollo en leche, y luego sumergir en el tazón que contiene harina. frotar un poco más de harinas en él si es necesario.

cuando la sartén esté lo suficientemente caliente, vierta 1 cucharada de mantequilla.

añadir el pollo en la sartén. cocine durante 10 minutos a fuego medio hasta que el pollo esté listo.

cuando termine, baje el fuego y reemplace el pollo de la sartén a un tazón.

vierta el caldo de pollo en la sartén y hierva a fuego medio.

remover la crema pesada, los pimientos cherry y la albahaca picada.

hervir la mezcla y remover bien.

ahora agregue la mantequilla restante, el queso rallado, el queso crema, la sal y la pimienta. Revolver.

reemplazar el pollo de nuevo a la sartén.

decorar con perejil y servir caliente!


nutrición por porción

proteína: 38g

grasa: 51g

hidratos de carbono: 7g

# Crockpot Minestrone Sopa Vegetariana

tiempo de preparación: 10 min

tiempo de cocción: 8 horas

sirve: 6

Ingredientes

2 cebollas verdes picadas

3 dientes de ajo picados

2 tazas de brócoli picado

2 tazas de coliflor picada

1 taza de champiñones en rodajas

1 taza de caldo de verduras

2 tallos de apio, cortados en rodajas y picados

y un cuarto de taza de perejil fresco, picado

y media taza de queso parmesano, rallado

3 tazas de agua

sal y pimienta al gusto

Indicaciones

añadir todas las verduras (cebolla, ajo, brócoli, coliflor, champiñones, apio, perejil) en el crockpot.

verter caldo de verduras y agua en el crockpot. el nivel de agua debe estar justo por encima de la parte superior de las verduras.

cocinar durante 8 horas hasta que las verduras se vuelvan tiernas.

cuando se hace, puré alrededor de una taza de verduras mediante el uso de licuadora de inmersión.

vierta el puré hacia atrás y mezcle para que le dé una textura gruesa a la sopa.

añadir queso rallado en la parte superior y servirlo caliente.

nutrición por porción

calorías: 140

grasa: 13g

proteína: 20g

hidratos de carbono: 8,5 g

# Crockpot Mantequilla Paneer Curry De Pollo

tiempo de preparación: 10 min

tiempo de cocción: 5 horas

sirve: 4

Ingredientes

4 muslos de pollo, deshuesados

Paquete de 5 onzas de paneer

y media taza de tomates, finamente triturados

y media taza de crema pesada

3 cucharadas de mantequilla

1 cucharada de aceite de oliva

2 dientes de ajo picados

1 cucharadita de curry en polvo

y media cucharadita de copo de chile

5 ramitas de cilantro picado

1 taza de agua

sal y pimienta al gusto


Indicaciones

frotar los muslos de pollo con aceite de oliva. sazonar con sal y pimienta.

cortar el paneer en pedazos ponerlo a un lado.

verter la mantequilla en el crockpot.

añadir el ajo y el tomate triturado, el paneer en rodajas, seguido de una taza de agua.

añadir la crema batida pesada.

ahora coloque el pollo en el crockpot. añadir curry en polvo y copo de chile. mezclar bien.

cocinar durante 4 horas en entornos bajos.

cuando termine, decore con cilantro.

servirlo caliente.

# Muffins De Almendra De Fresa

tiempo de preparación: 15 minutos

Tiempo de cocción: 20 minutos

sirve: 2

Ingredientes

2 onzas de fresas frescas

1 taza y media de harina de almendras

1 huevo grande

1 a 2 cucharadas de splenda + media cucharadita de sal + media cucharadita de polvo de hornear + media cucharadita de nuez moscada en polvo

1 taza de crema ligera o leche

3 cucharadas de copos de coco tostados

## Indicaciones

precalentar el horno a 400 grados fahrenheit. engrasar la bandeja de muffin.

ahora tome un tazón, y agregue la harina de almendras, la crema, el huevo y combine bien.

luego agregue los demás ingredientes y mezcle suavemente de nuevo.

vierta en la bandeja de magdalenas y hornee durante 10 minutos a 400 grados fahrenheit y luego durante 10 minutos a 300 grados fahrenheit hasta que estén bien y dorados. servir caliente.

nutrición por porción

calorías: 177

proteína: 13g

grasa: 21g

carbohidratos: 5g

# Tartas De Mora

tiempo de preparación: 10 minutos

tiempo de ajuste: 2 horas

sirve: 6

Ingredientes

base: 1 taza de harina de almendras + 1 taza de copos de coco en polvo + media taza de mantequilla.

relleno: 1 taza de leche de coco espesa

1 taza de crema pesada

1 taza de queso cottage

y un cuarto de taza de swerve + media cucharadita de canela en polvo

1 taza de moras frescas o congeladas

Indicaciones

tomar un tazón grande y añadir el contenido de la base y mezclar bien con un poco de agua fría.

tomar una sartén para hornear y presionar la masa en los moldes y dejar en la nevera para poner.

a continuación, tomar una licuadora, y poner en la leche de coco, crema pesada, queso cottage, canela en polvo y mezclar bien.

vierta la mezcla en la base de la corteza y déjelo poner durante 30 a 45 minutos en la nevera.

finalmente tapar con moras y servir frío.

nutrición por porción

calorías: 100

proteína: 7g

grasa: 16g

carbohidratos: 2g

fibra: 1g

# Mordeduras De Coco

tiempo de preparación: 10 minutos

tiempo de ajuste: 20 minutos

sirve: 8

Ingredientes

 y media taza de claras de huevo

1 taza y media de coco en polvo

2 a 3 gotas de stevia

Indicaciones

tomar un tazón grande y añadir las claras de huevo. batir bien hasta que esponjoso. no debe caerse cuando se gira el tazón.

ahora agregue polvo de coco, stevia y pliegue suavemente.

hornear en un horno en una bandeja para muffins a 160 grados fahrenheit durante 15 minutos hasta que los bordes estén dorados de color marrón.

nutrición por porción

calorías: 65

proteína: 5g

grasa: 12g

hidratos de carbono: 1,2 g

# Bombas De Mantequilla De Arce

tiempo de preparación: 10 minutos

Tiempo de cocción: 20 minutos

tiempo total: 30 minutos

sirve: 8

Ingredientes

1 taza de queso crema

y media taza de mantequilla derretida

4 cucharaditas de aceite de coco

4 cucharaditas de grasa de tocino

4 cucharadas de jarabe de arce, sin endulzar/sin azúcar

6 tiras de tocino, cocido, crujiente y desmenuzado

Indicaciones

combinar todos los ingredientes (excepto 2 rayas de tocino) en un tazón a prueba de horno y microondas la mezcla hasta que los ingredientes se derritan y se alisen.

vierta esta mezcla en una sartén y congele durante unos 15 minutos o hasta que se firme.

retirar del congelador, añadir las rodajas de tocino restantes y servir.

nutrición por porción

proteína: 9g

grasa: 19g

hidratos de carbono: 3g

fibra: 0.7g

# Bombas De Chocolate Profundo

tiempo de preparación: 10 minutos

Tiempo de cocción: 45 minutos

tiempo total: 55 minutos

sirve: 8


Ingredientes

1 taza de coco rallado, sin endulzar

y media taza de aceite de coco, derretido

y media taza de queso crema

2 cucharadas de cacao en polvo

y un cuarto de cucharadita de canela

2 a 3 paquetes splenda


Indicaciones

vierta el aceite de coco en una cacerola y caliente bajo ambientes bajos y medianos.

añadir el coco rallado, un cuarto de taza de queso crema, aceite de coco, canela y splenda y mezclar bien.

forrar una sartén poco profunda con una lámina de cera y verter en la mezcla.

cuando haya terminado, presione firmemente la mezcla hacia abajo y asegúrese de que sea dura y sólida.

congelar durante unos 30 minutos.

mientras tanto, mezcle el cacao en polvo y el resto de un cuarto de taza de queso crema y derretir la mezcla a fuego lento.

cuando la mezcla de coco esté bien y congelada, vierta la mezcla de cacao en la parte superior.

congelar durante 15 minutos más.

servir de inmediato, o almacenar para servir más tarde.

nutrición por porción

proteína: 6g

grasa: 14g

hidratos de carbono: 4g

# Galletas Cetogénicas De Pan Corto

tiempo de preparación: 10 minutos

Tiempo de cocción: 10 minutos

tiempo total: 20 minutos

sirve: 10


Ingredientes

4 cucharadas de mantequilla

1 taza de harina de almendras

y un cuarto de taza de swerve (o cualquier edulcorante)

y un cuarto de cucharadita de vainilla

Indicaciones

precalentar el horno a 340 grados fahrenheit y engrasar la bandeja para hornear con un spray de cocción.

vierta la mantequilla, desvíe y la vainilla en un tazón mediano y mezcle bien.

añadir la harina de almendras gradualmente a medida que mezcla los ingredientes en el tazón. mezclar hasta que se forme una masa firme.

rodar la masa sobre una superficie ligeramente enharinada.

cuando termine, corte la masa en 10 piezas de tamaño uniforme. alrededor de las piezas y colocar en la bandeja para hornear.

hornear durante unos 15 minutos o hasta que el color aparezca de color dorado claro.

dejar enfriar y servir.

nutrición por porción

proteína: 4g

grasa: 13g

carbohidratos: 2g

# Pastel De Queso Esponjoso

tiempo de preparación: 5 minutos

tiempo total: 5 minutos

sirve: 3

Ingredientes

1 taza de queso crema

 y media taza de crema pesada

4 cucharadas de crema agria

3 paquetes truvia

 y media cucharadita de extracto de vainilla

Indicaciones

verter todos los ingredientes en su batidor eléctrico y látigo hasta que se formen picos rígidos.

recargar con un poco de crema batida. servir bien!

nutrición por porción

proteína: 7g

grasa: 22g

hidratos de carbono: 3g

# Bombas De Grasa De Nuez

tiempo de preparación: 2 minutos

Tiempo de cocción: 7 minutos

tiempo total: 9 minutos

sirve: 2

Ingredientes

4 mitades de nuez

y media cucharada de mantequilla de almendras

y media cucharadita de ralladura de naranja, finamente rallado

pizca de sal

Indicaciones

tostar las mitades de la nuez en el horno microondas a 350 grados fahrenheit durante unos 7 minutos.

cuando tostado, reserve para enfriar.

en una taza pequeña, mezcle la mantequilla, la ralladura de naranja y mezcle hasta que quede cremosa.

esparcir esta mezcla entre las mitades de la nuez y rociar la sal en la parte superior.

Servir.


nutrición por porción


proteína: 3g

grasa: 8g

hidratos de carbono: 1g

fibra: 0.3g

# Bombas Gordas De Tarta De Queso De Calabaza

tiempo de preparación: 10 minutos

Tiempo de cocción: - minutos

tiempo total: - minutos

porciones: 10 – 12 rebanadas

Ingredientes

y medio vaso de puré de calabaza

y media taza de mantequilla derretida

6 cucharadas de queso crema

1 cucharadita de vainilla

y un cuarto de cucharadita de canela molida

pizca de sal (una octava cucharadita)

edulcorante, al gusto

Indicaciones

derretir la mantequilla en una cacerola a fuego lento.

vierta el puré de calabaza y batir la mezcla.

añadir el queso crema, la canela, la sal y el edulcorante y batir hasta que quede suave.

añadir la vainilla y mezclar completamente.

cuando haya terminado, retire la cacerola del fuego.

alinear un plato para hornear con un papel de cera.

vierta la mezcla en el plato y congele durante 8 a 10 horas.

servir frío o almacenar en una bolsa hermética para servir más tarde.

nutrición por porción

proteína: 6g

grasa: 14g

hidratos de carbono: 1,5 g

# Cazuela De Hamburguesa

tiempo de preparación: 15 minutos

tiempo de cocción: 70 minutos

sirve: 6


Ingredientes

2 libras de carne molida

1 cebolada picada

1.5 tazas de floretes de coliflor congelados

1 taza de queso crema

1 taza de parmesano rallado

pizca de pimienta negra molida

pizca de ajo en polvo

sal y pimienta, al gusto

Indicaciones

precalentar el horno a 350 grados fahrenheit.

tomar una sartén y cocinar las flores de coliflor hasta que estén tiernos y crujientes. cuando termine, drenar el agua.

mientras tanto, calienta tu sartén de hierro fundido sobre una llama mediana.

añadir la cebolada picada y la carne de res. freír hasta que la carne de res se dore por todos los lados.

drenar el exceso de grasa (opcional)

sazonar la carne con sal, pimienta, pimienta molida y ajo en polvo y mezclar con el queso crema.

continuar cocinando hasta que se caliente a lo largo.

añadir una capa de flores de coliflor en la parte superior y la parte superior con el queso.

hornear durante una hora en el horno precalentado o hasta que el color esté marrón hasta que la cazuela esté burbujeante.

servir caliente!

nutrición por porción

proteína: 25g

grasa: 32g

carbohidratos: 5g

fibra: 3gm

# Combo De Pollo, Espárragos Y Tocino

tiempo de preparación: 15 minutos

tiempo de cocción: 30 minutos

sirve: 2


Ingredientes

2 mitades de pechuga de pollo, sin piel, deshuesada

2 rodajas de tocino picado

y media libra lanzas de espárragos, recortadas

1 calabaza de verano, mediana, cortada en trozos de media pulgada

2 cucharadas de harina de coco

y media taza de caldo de pollo

1 cucharada de jugo de limón

pizca de pimienta negra molida

sal y pimienta al gusto


Indicaciones

hervir los espárragos en una cacerola durante 3 minutos o hasta que estén tiernos. drenar y reservar.

calienta tu sartén de hierro fundido en un ajuste medio-alto y cocina el tocino hasta que quede crujiente.

cuando haya terminado, retire el tocino de la sartén y escurra sobre la toalla de papel.

sazonar el pollo con sal y pimienta y cocinar en la sartén sobre la grasa de tocino.

cocinar durante 10 minutos o hasta que se dore.

cuando haya terminado, retire el pollo de la sartén.

añadir los cortes de calabaza en la sartén y cocinar durante 2 minutos a fuego medio.

tomar un tazón y mezclar la harina de coco y el caldo de pollo. batir bien y añadir la mezcla en la sartén.

cocine hasta que la mezcla de calabaza se espese y burbujee.

# Añadir Espárragos Y Pollo Y Cocinar

durante 5 a 10 minutos dependiendo del grosor.

cuando haya terminado, agregue las rodajas de tocino. vierta el jugo de limón de la parte superior.

servir caliente!

nutrición por porción

proteína: 28g

grasa: 35 g

hidratos de carbono: 8g

fibra: 2g